CONTRIBUTION A L'ÉTUDE

DE LA

PLEURÉSIE DANS LA FIÈVRE TYPHOÏDE

PAR

Le Docteur Georges JAUGEY

Ancien interne des hôpitaux de Rouen

———— ◆ ⊁◆⊰◆ ————

PARIS

G. STEINHEIL, ÉDITEUR

2, RUE CASIMIR-DELAVIGNE, 2

——

1888

CONTRIBUTION A L'ÉTUDE

DE LA

PLEURÉSIE DANS LA FIÈVRE TYPHOÏDE

IMPRIMERIE LEMALE ET Cie, HAVRE

CONTRIBUTION A L'ÉTUDE

DE LA

PLEURÉSIE DANS LA FIÈVRE TYPHOÏDE

PAR

Le Docteur Georges JAUGEY

Ancien interne des hôpitaux de Rouen

———— ❦ ————

PARIS

G. STEINHEIL, ÉDITEUR

2, RUE CASIMIR-DELAVIGNE, 2

—

1888

CONTRIBUTION A L'ÉTUDE

DE LA

PLEURÉSIE DANS LA FIÈVRE TYPHOIDE

AVANT-PROPOS

Si nos connaissances sur l'action pathogène du bacille typhique sont encore imparfaites, du moins ce micro-organisme est-il nettement individualisé par ses réactions histo-chimiques, sa morphologie, ses caractères biologiques. Nous avons aujourd'hui la certitude que la fièvre typhoïde est une infection parasitaire, due à une bactérie bien déterminée, et cette seule notion suffit à réformer l'interprétation ancienne des lésions fondamentales de la maladie. Celles-ci nous apparaissent désormais comme intimement liées à l'activité du parasite, et aux modifications cellulaires qu'il provoque.

Mais à côté des altérations constantes et spécifiques localisées à l'appareil lymphoïde (plaques de Peyer, ganglions mésentériques, rate, etc.), et dues sans aucun doute à l'action immédiate du bacille d'Eberth-Gaffky, on trouve aux autopsies des typhoïdiques d'autres lésions contingentes et banales, qui peuvent porter sur la plupart des organes et des appareils, et dont le déterminisme pathogénique est difficile à établir. La pleurésie est de ce nombre.

Dans quelle mesure les pleurésies rencontrées au cours de la dothiénentérie sont-elles tributaires de l'infection primitive par le bacille typhique ? Par quel mode et dans quelles conditions les *infections secondaires* (infections à pneumocoques, à streptocoques, etc.), portent-elles leur action sur la plèvre ?

En dehors de ces deux variétés de pleurésie infectieuse, primitive ou secondaire, existe-t-il d'autres modalités de l'inflammation pleurale ?

Quelle est la fréquence respective de diverses formes étiologiques de la pleurésie survenue au cours de la fièvre typhoïde ? La différence de la notion causale s'exprime-t-elle par des symptômes spéciaux, s'accuse-t-elle anatomiquement par les caractères particuliers de la lésion pleurale ? Autant de questions auxquelles il est malaisé de satisfaire pleinement dans l'état présent de nos connaissances. Du moins chercherons-nous à y répondre partiellement, et à entrevoir les solutions probables à la lumière des travaux les plus récents.

Deux faits, observés par nous dans le service de M. le Dʳ Bucquoy à l'Hôtel-Dieu, nous ont conduit à étudier ce chapitre intéressant de la pathologie typhoïdique, et à en faire le sujet de cette modeste thèse inaugurale. Nous regrettons que le défaut de recherches bactériolologiques prive nos observations personnelles de l'intérêt qui s'attache aux cas étudiés avec toutes les ressources de l'investigation anatomo-clinique contemporaine.

Avant d'entrer dans notre sujet, qu'il nous soit permis d'adresser ici l'expression de notre vive gratitude à nos maîtres des hôpitaux de Paris et de Rouen pour les enseignements qu'ils nous ont fournis et pour la bienveillance constante qu'ils ont bien voulu nous témoigner.

Que M. le Dr Bucquoy, membre de l'Académie de médecine, médecin de l'Hôtel-Dieu, veuille bien agréer nos remerciements pour la libéralité dont il use à notre égard en nous autorisant à publier des observations de son service.

Nous prions enfin M. le Prof. Proust de croire à nos sentiments de reconnaissance pour l'honneur qu'il nous a fait en acceptant la présidence de cette thèse.

CHAPITRE PREMIER

Revue historique.

On ne peut souscrire sans réserves à l'affirmation de Tweedie qui admet dans la fièvre typhoïde une tendance marquée à l'inflammation des séreuses. Si le péritoine est fréquemment touché dans cette maladie, il l'est d'une façon banale, c'est-à-dire qu'il subit simplement une influence de voisinage, et s'enflamme par propagation des lésions ulcératives de l'intestin ou à la suite d'une perforation. Mais les autres séreuses sont manifestement épargnées dans la majorité des cas de fièvre typhoïde, et l'on va voir combien est variable l'opinion des auteurs sur la fréquence des inflammations pleurales au cours ou au déclin de la dothiénentérie.

Nous n'invoquerons pas à ce sujet l'autorité des médecins qui ont écrit sur les fièvres avant la synthèse opérée au commencement de ce siècle par Petit et Serres et par Louis. Sans doute Rœderer et Wagler, dans leur relation de la maladie muqueuse de Gœttingue, avaient mentionné la pleurésie dans quelques-unes de leurs autopsies. Mais ces faits ont une positivité incomplète, puisqu'il n'est pas sûr que l'épidémie observée par ces auteurs fût causée par la fièvre typhoïde. Les observations de Sarcone et de Prost sont également contestables, à divers points de vue.

Bouillaud, Petit et Serres ont rapporté les premiers exemples indiscutables de pleurésies survenues au cours de la fièvre typhoïde. Bouillaud rencontra cette complication jusqu'à six fois. Dans presque tous ses faits, il s'agissait d'épanchements séro-sanguinolents, et nous voyons dès lors s'introduire dans la science cette opinion, soutenue plus tard par Monneret et Fleury dans le Compendium, que la pleurésie de la fièvre typhoïde est une pleurésie hémorrhagique.

Voici quelques données statistiques que nous avons relevées :

AUTEURS	NOMBRE DE FIÈVRES TYPHOÏDES	PLEURÉSIES
CHOMEL	42	2
LOUIS	57	1
MAGNUS HUSS......................	250	2
ROLLET	1.005	4
HUMBERT MOLLIÈRE................	234	1
(Traitées par la méthode de Brand.)		
LIEBERMEISTER......................	1.743	64

Ces chiffres s'accordent à montrer la rareté de la complication. Deux statistiques sont en opposition avec les précédentes. Hoffmann, sur 250 autopsies de fièvre typhoïde, a noté 20 fois la pleurésie. W. Jenner admet qu'elle existe dans 40 cas sur 100. Ce dernier chiffre est évidemment exagéré, et la proportion indiquée par W. Jenner ne peut s'expliquer que par une interprétation défectueuse des signes physiques perçus à l'examen de la poitrine des typhiques.

Les classiques français professent, sur le sujet qui nous

occupe, des opinions assez comparables. « L'inflammation proprement dite de séreuses, dit Andral, est un phénomène fort rare dans la fièvre typhoïde ; ainsi dans cette maladie la plèvre se montre beaucoup moins souvent altérée que le poumon. »

Le Prof. Chomel, déclarait que l'altération de la plèvre n'a qu'une liaison très éloignée avec la fièvre typhoïde et « semble dépendre de l'état de faiblesse dans lequel se trouve le malade, et qui entraîne une susceptibilité plus grande aux causes morbifiques ».

Dans la clinique médicale de Trousseau, se trouve rapporté un unique exemple d'empyème à la suite de la fièvre typhoïde.

Dans leur *Traité des maladies des enfants*, Rilliet et Barthez s'expriment de la façon suivante : « La pleurésie est une complication rare de la fièvre typhoïde ; nous ne l'avons rencontrée que trois fois. Nous faisons abstraction de quelques cas où une pleurésie légère coïncidant avec une pneumonie, était évidemment sous la dépendance de cette dernière ».

Les thèses de la faculté de Paris portent le reflet de cet enseignement. C'est ainsi que dans une thèse consciencieuse consacrée à l'étude des complications thoraciques rares de la fièvre typhoïde, nous trouvons la conclusion suivante : « La pleurésie sans inflammation pulmonaire est fort rare. Elle se développe vers la fin de l'affection ou dans la convalescence. L'épanchement peut devenir considérable et n'a pas de tendance à la résorption » (1).

(1) Guillermet. Th., Paris, 1878.

Les thèses de La Saigne et d'Emmanuel Gaillard (voir l'*Index bibliographique*) arrivent à des conclusions identiques.

Il semble pourtant qu'en certains pays, la complication pleurale de la fièvre typhoïde soit moins exceptionnelle qu'à Paris. Les auteurs anglais insistent volontiers sur l'éventualité possible d'une pleurésie au cours de la fièvre typhoïde. Nous avons déjà rapporté la statistique, presque invraisemblable, de W. Jenner. Tweedie (1) s'exprime ainsi, sur le sujet : « La pleurésie est une complication ou une affection secondaire fréquente. Elle peut ne pas être toujours reconnue par ses seuls symptômes généraux, mais grâce à une auscultation attentive, il est rare de la laisser échapper. Il semblerait qu'on l'observe moins dans la fièvre typhoïde de Paris, car Louis n'en mentionne qu'un seul exemple sur cinquante-sept cas qu'il a observés. Cette rareté de la pleurésie comme complication de la fièvre typhoïde ne s'accorde pas avec l'expérience des médecins anglais ». Peacock, Gairdner, Murchison parlent dans le même sens : « La pleurésie, dit ce dernier, est plus commune dans la fièvre typhoïde que dans le typhus ».

Peut-être faut-il voir, dans cette fréquence de la pleurésie typhoïdique en Angleterre, une conséquence des influences climatériques spéciales à ce pays. Ce qui viendrait à l'appui de cette manière de voir, c'est que dans certaines provinces françaises dont le climat se rapproche du climat britannique, la pleurésie paraît plus commune

(1) TWEEDIE. *Lectures on the distinctive characters, etc., of continued fever*, 1862.

qu'à Paris, au cours de la fièvre typhoïde. C'est ainsi que notre regretté maitre Leudet professait que la pleurésie, liée à la fièvre typhoïde, était plus fréquente à Rouen qu'à Paris (1).

Les travaux contemporains ont apporté une contribution notable à l'étude de la pleurésie typhoïdique. Dans sa description magistrale de la dothiénentérie, M. Gueneau de Mussy consacre un chapitre important à la complication pleurale. Il la croit moins fréquente que ne l'ont prétendu les Anglais, moins rare que ne l'ont enseigné les maîtres de l'Ecole française. Il en étudie soigneusement les diverses variétés au point de vue de l'étiologie, de l'anatomie pathologique, indique les rapports réciproques de l'inflammation pleurale et des phlegmasies pulmonaires, et en fixe le diagnostic différentiel.

Dans son article si complet du Dictionnaire de Jaccoud, Homolle ne consacre qu'un court passage à l'étude de la complication pleurale.

Dans une communication à la Société clinique, en 1883, Merklen étudie la pleurésie diaphragmatique, liée à la périsplénite de la fièvre typhoïde, et enfin, en 1886, de Gennes publie la première analyse bactériologique qui ait montré dans l'exsudat pleural le bacille spécifique d'Eberth.

(1) LEUDET. Recherches anatomiques sur les hydropisies consécutives à la fièvre typhoïde. *Arch. gén. de méd.*, 1858, p. 428.

CHAPITRE II

Pleurésie fibrino-séreuse.

La pleurésie séro-fibrineuse se rencontre dans la fièvre typhoïde un peu moins souvent que la pleurésie purulente, moins fréquemment même que l'épanchement hémorrhagique. Dans une statistique établie par La Saigne, les épanchements étaient séreux dans huit cas, purulents dans douze, et sanguinolents dans onze cas.

Les conditions qui président à l'éclosion de la phlegmasie pleurale sont multiples, et la plupart d'entre elles nous sont certainement mal connues. Il est du moins un premier point sur lequel tous les auteurs se trouvent d'accord, c'est l'influence prépondérante de la constitution médicale et du milieu épidémique.

Nous avons vu que dans certains pays, en Angleterre et en Normandie par exemple, la susceptibilité de la plèvre au cours de la fièvre typhoïde semblait plus grande. « Il est une remarque, dit Thirial (1), qui n'a pas échappé aux bons observateurs, c'est que la fièvre typhoïde à forme pectorale bien tranchée, n'apparaît pas d'une manière indifférente dans dans tous les temps et dans tous les lieux.

____

(1) *Union médicale*, 1852, p. 50.

J.

2

Il est incontestable que dans la saison froide et humide la fièvre typhoïde présente plus souvent que dans la saison chaude et sèche des complications sérieuses du côté de la poitrine. Mais peut-être sous ce rapport les constitutions atmosphériques ont-elles une action bien moindre encore que les constitutions dites médicales, c'est-à-dire l'ensemble des influences très positives quoique très peu connues au fond, d'ou résulte tel ou tel règne épidémique. »

Une discussion de la Société médicale des hôpitaux de Paris, à laquelle prirent part notamment MM. Féréol, Martineau et Maurice Raynaud, nous apprend que, pendant l'épidémie de 1876, la fièvre typhoïde eut une tendance marquée à affecter les séreuses et en particulier la plèvre.

Certains auteurs, et spécialement Gueneau de Mussy, font jouer à l'action du froid un rôle prédominant dans la genèse de la pleurésie qui survient accidentellement au cours de la fièvre typhoïde. Gueneau de Mussy note expressément l'influence de la suppression brusque de la transpiration, provoquée par un refroidissement. Homolle accepte également cette notion étiologique. Dans notre observation III, empruntée à la thèse de Chédevergue, cette action du froid paraît assez évidente.

Si l'on admet la réalité et la fréquence de cette raison causale, on doit être tenté de croire, a priori, que les malades traités par la balnéation froide doivent être particulièrement exposés à la complication pleurale. La statistique vient à l'encontre de cette supposition. Sur 211 cas de fièvre typhoïde traités par Braud dès le début, cet auteur n'a jamais observé de lésion pulmonaire ni de pleurésie. Sur 124 cas traités à différentes périodes, il a noté 14 fois des complications pulmonaires, mais jamais de pleurésie.

La statistique de Betke, reproduite dans le mémoire de Libermann devant la Société médicale des hôpitaux en 1877, est plus significative encore. Dans cette statistique, 5,075 typhiques, traités par la méthode de Braud, ont donné 11 décès avec pleurésie, tandis que 1,420 malades traités par les autres méthodes ont donné 20 décès. La pratique lyonnaise a fourni des résultats conformes. Humbert Mollière ne relève qu'un seul cas de pleurésie sur 234 typhiques soumis à la balnéation systématique. Aussi bien les faits de pleurésies imputées à la méthode de Braud sont loin d'être probants. C'est ainsi que dans une observation de Laure (de Lyon), l'épanchement était de nature purulente, et ne saurait évidemment être attribué au seul refroidissement.

Dans un fait de Maurice Raynaud, concernant une fièvre typhoïde très grave, traitée avec succès par la balnéation, la pleurésie ne survint que quinze jours après la suppression des bains.

Un certain nombre de causes locales peuvent être relevées comme cause de la pleurésie séreuse, au cours de la dothiénentérie. Dans un fait que nous reproduisons d'après Merklen (obs. IV), la pleurésie se montre consécutivement à une périsplénite.

Dans d'autres cas (obs. VI), il est bien difficile de ne pas admettre une simple coïncidence, en raison des tubercules trouvés à l'autopsie dans le poumon correspondant. Enfin dans nos deux faits personnels (obs. I et II), il est impossible de trouver la moindre cause occasionnelle ou déterminante de la pleurésie, en dehors de la fièvre typhoïde elle-même.

Faut-il admettre que la congestion pulmonaire, si commune dans la fièvre typhoïde, puisse devenir elle-même un facteur de l'inflammation pleurale ? Nous ne le croyons pas. On observe journellement des formes thoraciques de la fièvre typhoïde, avec congestion pulmonaire intense, sans le moindre symptôme de pleurésie concomitante ; et d'autre part, dans la plupart des observations de pleurésie séreuses qui ont été relevées au cours de la fièvre continue, la congestion pulmonaire ne s'était pas montrée exagérée au début de la maladie, et avant l'apparition des phénomènes pleuraux.

La pneumonie hypostatique elle-même, cette splénisation des bases si fréquemment observée, ne s'accompagne que très exceptionnellement de réaction pleurale.

Quant à la pneumonie franche qui survient soit au début soit au cours de la fièvre typhoïde, elle provoque au contraire presque constamment une phlegmasie pleurale de voisinage. Mais cette pleurésie, limitée le plus souvent au niveau du foyer pneumonique, reste presque toujours sèche, et appartient en propre à la pneumonie, non à la fièvre typhoïde. Si elle donne lieu à un épanchement, ce qui est rare, on se trouve en présence d'une pleurésie purulente à pneumocoques, variété relativement bénigne d'empyème dont nous aurons à reparler à propos des infections pyogéniques secondaires, et non d'une pleurésie séreuse.

Par ses lésions, la pleurésie fibrino-séreuse liée à la fièvre typhoïde ne diffère en aucune façon de la pleurésie commune, avec ou sans épanchement. Il serait plus que banal de refaire ici, à propos d'un petit nombre d'observations, l'histoire anatomique complète de la pleurésie ordinaire.

Disons seulement que dans cinq observations, la lésion pleurale se bornait à un exsudat fibrineux, sans épanchement. Dans la plupart des cas, la sérosité épanchée était assez abondante. Le poumon était refoulé et congestionné, mais ne présentait pas de modifications spéciales.

La pleurésie débute rarement dans les premiers stades de la fièvre typhoïde. Tous les auteurs sont unanimes à constater qu'elle survient de préférence au décours, ou même dans la convalescence de la maladie (obs. VII). Dans une observation de La Saigne, on voit pourtant un épanchement séreux considérable se montrer dès le neuvième jour d'une fièvre typhoïde (obs. VIII).

Dans la première de nos observations personnelles, la pleurésie semble avoir débuté en même temps que la fièvre typhoïde (obs. I).

Suivant les conditions où se manifeste la pleurésie, son expression clinique est différente. Assez souvent, ses symptômes propres se perdent au milieu des symptômes de l'affection générale ; c'est à peine si elle s'accuse par une légère augmentation de la dyspnée, et par une modification dans le décubitus du malade qui cesse de garder le décubitus dorsal habituel aux typhiques, pour se coucher sur le côté malade. Aucune modification du pouls, de la température ni de l'état général ne vient appeler l'attention du médecin sur la complication thoracique, qui s'est installée sans réaction douloureuse, ou du moins sans point de côté accusé par le malade. Mais ces *pleurésies latentes* restent rarement méconnues, en raison de l'habitude qu'ont tous les médecins d'ausculter journellement la poitrine des typhoïdiques. Si elles ne se traduisent pas par des symptômes, elles se revèlent du moins par des signes qui ne diffèrent pas des signes physiques des pleurésies ordinaires.

Gueneau de Mussy, dont l'opinion a tant d'autorité, attire cependant l'attention sur un caractère spécial à ces pleurésies, caractère qui les rapprocherait des pleurésies rhumatismales : leur mobilité. « Les pleurésies, dit cet auteur, sont assez souvent comme les autres manifestations congestives de la dothiénentérie, remarquables par leur mobilité. J'en ai vu disparaître en 3 et 8 jours ; cependant il semble quelquefois même dans ces cas à résolution rapide, qu'elles attirent sur la portion du poumon contiguë à la plèvre malade une irritation qui leur survit. J'ai vu des signes caractéristiques de la pleurésie remplacés soit par des râles sibilants nombreux et fins, soit par les symptômes d'une congestion pulmonaire. »

En face de ces pleurésies latentes que l'examen seul de la poitrine fait reconnaître, il y en a d'autres qui s'accusent nettement dès leur début par un point de côté, de la gêne respiratoire manifeste, et la toux quinteuse et sèche spéciale à la pleurésie.

Cette forme de pleurésie se montre surtout dans la

convalescence, alors que l'appareil symptomatique propre
à masquer les complications, a disparu. On voit, dans
ces cas, la température remonter et le pouls reprendre
de la fréquence.

Si les pleurésies qui appartiennent à la période d'état
de la fièvre typhoïde sont remarquables, suivant Gueneau de Mussy, par leur mobilité, en revanche celles
qui viennent traverser la convalescence sont traînantes,
en raison même de la débilitation des malades. Elle peut
cependant se terminer par la guérison ; et dans ce cas,
en l'absence même de thoracentèse, on assiste à la résorption progressive de l'exsudat. Mais elle a une fâcheuse
tendance, constatée par tous les auteurs, à tourner à la
purulence.

Maurice Raynaud a mis en relief une éventualité très
intéressante. Si un malade atteint de pleurésie fibri-
neuse ordinaire prend la fièvre typhoïde, son épanchement tourne presque fatalement à la suppuration (observation IX).

Voici quelques observations qui viennent à l'appui des
faits que nous avons énoncés dans ce chapitre.

Observation I (personnelle)

Pleurésie gauche et fièvre continue.

Le nommé S..., 23 ans, entré le 13 juillet 1888 à l'Hôtel-Dieu,
service de M. Bucquoy, salle St-Augustin, n° 29.

Depuis huit jours environ le malade garde la chambre, il
traînait déjà depuis quelque temps, se sentait mal à l'aise, et
avait beaucoup moins d'appétit que de coutume. Puis il fut pris

le 6 juillet au soir de frissons répétés avec sensation de chaleur, et point de côté du côté gauche occasionnant une légère dyspnée.

Les jours suivants il lui fut impossible de se rendre à son travail. Il avait des vertiges, des bourdonnements d'oreille, pas d'épistaxis.

Croyant à un simple malaise le malade se purge et garde depuis une diarrhée assez abondante d'une odeur fétide et de couleur saumon, L'appétit était complètement disparu.

Voyant sa situation empirer le malade demande à entrer à l'hôpital.

A son entrée on constate que le malade a une température très élevée 39°,8. La langue est enduite d'une couche saburrale assez épaisse. Le pouls ample, fort, rapide bat 92 fois à la minute.

Le ventre est légèrement ballonné. On trouve à la palpation du gargouillement surtout marqué dans la fosse iliaque droite et la pression à cet endroit éveille de la douleur. Quelques taches rosées lenticulaires sont disséminées sur la paroi antérieure de l'abdomen et sur la région lombaire.

Le foie ne paraît pas augmenté de volume.

La rate paraît normale à la percussion.

Quand on percute la poitrine en avant on trouve sous la clavicule du côté gauche un léger skodisme. L'espace de Traube est conservé. La respiration est normale en avant.

En arrière, matité absolue de tout le poumon gauche. Respiration normale à droite. Absence de murmure vésiculaire à gauche. Vers l'angle de l'omoplate souffle diffus, voilé et à cet endroit égophonie très nette. Les vibrations thoraciques sont abolies dans tout le côté gauche.

Le *cœur* ne présente rien de particulier dans ses bruits. Il est légèrement déplacé vers la droite. La pointe bat dans le 5e espace en dedans de la ligne mamelonnaire.

Le malade paraît très abattu. Les quintes de toux survenant chaque fois que le malade cause un peu longtemps ou qu'il se déplace le fatiguent beaucoup. Il se plaint toujours de son point de côté à gauche et est très gêné pour respirer. Cependant vu le faible déplacement du cœur le liquide épanché ne doit pas être très abondant.

Le 16. Le malade est toujours dans le même état. La diarrhée continue et la dyspnée semble avoir un peu augmenté. Aussi se décide-t-on à faire la thoracentèse. Le trocart n° 2 de l'appareil Potain est enfoncé dans le 6° espace intercostal sur le trajet de la ligne axillaire, et laisse couler 650 gr. d'un liquide absolument séreux.

Le 25. Le malade se sent mieux. La dyspnée a diminué après la ponction et aussi la toux. La température qui s'était abaissée dans les premiers jours qui ont suivi la ponction est remontée, et la fièvre typhoïde paraît suivre sa marche normale. La diarrhée persiste. — Potion tonique à l'alcool et à l'extrait de quinquina.

6 septembre. Depuis un mois la maladie a continué à évoluer régulièrement. La diarrhée a diminué peu à peu pour disparaître complètement. L'appétit est revenu et depuis environ quinze jours le malade a été alimenté progressivement. Il ne lui reste de sa pleurésie qu'un peu de submatité à gauche et un léger affaiblissement du murmure vésiculaire de ce côté. Pas de frottements. Rien ne peut faire soupçonner chez lui la tuberculose ; ses sommets sont absolument indemnes.

Le malade est complètement guéri le 7 septembre et va achever sa convalescence à l'asile de Vincennes.

OBSERVATION II (PERSONNELLE)

Fièvre typhoïde. — Pleurésie droite. — Mort. — Pas d'autopsie.

La nommée J..., Suzanne, âgée de 16 ans, entre le 12 mars 1887, salle Ste-Monique, dans le service de M. Bucquoy. A toujours habité Paris.

Peu d'antécédents héréditaires ou personnels.

Réglée à 14 ans.

Elle est malade depuis mardi dernier 6 mars ; lundi elle était en bonne santé. Mardi elle fut prise de maux de tête, de courbature, de fièvre, elle reste au lit le mercredi 7 mars.

Pas d'épistaxis, pas d'insomnie, pas de vomissements ni de diarrhée.

État actuel. — Malade très déprimée, pâle, répond difficilement.

Peau brûlante, sèche, 39°,8.

Lèvres sèches, sans enduit pultacé. Langue un peu sèche, rouge à la pointe, un peu desquamée, sur la ligne médiane. Gorge très rouge.

Anorexie absolue. Pas de diarrhée.

Ventre ballonné, non douloureux à la pression. Pas de gargouillement, 3 ou 4 taches rosées dans le dos.

Pas de céphalalgie, ni de troubles sensoriels.

Rate un peu grosse.

Toux sèche. Quelques râles sibilants.

Urines rouge clair. Albumine en grande quantité.

13 mars. L'adynamie a fait des progrès considérables. Subdélirium léger. Traitement, potion Todd.

Le 14. Un peu de diarrhée.

Le 15. Taches rosées nombreuses sur l'épigastre.

Langue sèche, fuligineuse. Ventre ballonné. Pas de diarrhée.

Rougeur à la pommette gauche.

Grande agitation la nuit. Prostration, stupeur.

Tousse un peu, à l'auscultation, on entend quelques râles ronflants.

Le 17. L'état s'aggrave.

La malade est prise à chaque instant d'une petite toux sèche, et de dyspnée assez vive. Elle pousse une plainte continuelle.

A l'auscultation souffle pleurétique à la base droite avec quelques râles fins, correspondant avec de l'égophonie et de la matité.

On applique un vésicatoire sur le point de pleuro-pneumonie.

Le 18. Langue très sèche, fuligineuse. Pommettes rouges.

La malade paraît un peu moins prostrée.

Les signes stéthoscopiques se confirment.

Le 19. Peau chaude. Taches toujours nombreuses.

Souffle aigu à l'auscultation. Pas d'expectoration.

Pas de diarrhée.

Moins d'agitation. Mais adynamie plus marquée.

Le 21. Dyspnée intense. Le souffle tubaire est très fort et remonte assez haut.

Diarrhée très abondante depuis hier. Ballonnement du ventre. Les taches rosées diminuent.

Le 22. Dyspnée encore plus vive, les lèvres sont cyanosées.

Les pommettes de rouge qu'elles étaient sont devenues violettes. Les extrémités sont refroidies et un peu violacées.

Pouls très fréquent, très petit.

Le 23. Morte à minuit. Pas d'autopsie.

OBSERVATION III

CHÉDEVERGNE.

Pleurésie survenue à l'occasion d'un refroidissement dans le cours d'une fièvre typhoïde.

Ch. (Henri), 23 ans, entre le 22 avril 1863 à la Maison Municipale de santé. Il avait déjà souffert pendant deux mois d'un rhumatisme musculaire dont il était à peu près guéri le 10 avril. Il crut pouvoir reprendre ses fonctions d'externe, mais le 14 avril, il fut pris de céphalalgie, de courbature, d'inappétence, de nausées et de fièvre qui l'obligèrent à se mettre au lit.

A son entrée à l'hôpital, il présente du ballonnement du ventre et des taches rosées ; délire calme, rêvasseries, hallucinations. Quelques râles sibilants dans la poitrine.

Vers le 26, le météorisme a disparu, les taches persistent ;

légère hémorrhagie intestinale, selles sanguinolentes ; rhonchus sibilants dans la poitrine.

Le lendemain, nouvelle selle sanglante.

3 mai. Le malade, s'étant refroidi, il souffre d'un point de côté gauche ; respiration rude et soufflante à gauche.

Vers le 8, le malade se plaint toujours de son point de côté ; sueurs abondantes ; la respiration est moins rude mais l'on trouve de l'égophonie et du souffle en arrière à l'angle de l'omoplate.

Le 13. Égophonie et matité ; l'épanchement ne diminue pas, les sueurs sont toujours abondantes.

Les jours suivants, état stationnaire ; l'épanchement diminue à peine et les sueurs persistent.

1er juin. Tout s'est à peu près rétabli dans l'ordre ; il n'y a plus ni souffle, ni égophonie, ni matité ; les sueurs ont beaucoup diminué.

Le malade quitte la maison de santé.

OBSERVATION IV

MERKLEN. *Loc. cit.*

Pleurésie séreuse consécutive à une périsplénite. — Guérison.

Le 30 septembre, une jeune fille âgée de 16 ans entrait dans le service pour une fièvre typhoïde au neuvième jour. Il s'agissait cette fois d'une forme intense avec température élevée 40°,2, céphalée violente et courbature générale. Mais par-dessus tout la malade se plaignait d'une douleur vive dans l'hypochondre gauche, douleur siégeant très nettement en pleine rate, celle-ci triplée de volume.

Sans insister sur les détails étrangers à la complication qui fait l'objet de cette note, nous nous contenterons de dire que la maladie eut la marche des fièvres continues intenses : Température à 41°, le soir, mais avec défervescence matinale, pouls à 120, prostration profonde, albuminurie, bronchite des deux bases, etc.

Le 5 octobre, l'observation mentionne, à côté de ces symptômes graves, la douleur violente de la région splénique, toujours persistante sous la forme d'un point de côté.

A la date du 15, la malade qui, le 11 et le 12, allait bien et semblait devoir entrer en convalescence, présente depuis deux jours une température voisine de 40° le soir. Le matin, elle se trouve beaucoup mieux, et la température tombe à 37°. Le ventre ballonné est peu douloureux, mais il existe une douleur vive et intense dans la région splénique, douleur due sans doute à de la périsplénite, rien dans la poitrine n'expliquant ce point de côté.

Le 17. La malade présente toujours de grandes oscillations de température et accuse la même douleur dans la région splénique (1 gr. de sulfate de quinine).

Le 19. Même état (4 gr. d'acide salicylique qui ne sont pas supportés).

Le 21. La malade est sans fièvre, se trouve mieux et demande à manger.

Le 22. La température est remontée hier soir à 40°. La douleur est revenue plus forte que jamais dans la région splénique. L'application de quatre ventouses scarifiées sur le côté gauche ne procure aucun soulagement à la malade.

Enfin le 24 octobre, à la visite du soir, près d'un mois par conséquent après le début de la fièvre typhoïde, on constate pour la première fois, à la base du côté gauche, un souffle pleurétique léger avec matité.

A partir de ce moment, malgré l'application d'un vésicatoire, l'épanchement augmente, la température présentant toujours la même oscillation de 39 à 40° le soir, 37° le matin.

Le 28. L'état de dyspnée est très accentué. La douleur persiste vers la région de la rate et la recherche des points douloureux caractéristiques confirme l'hypothèse d'une pleurésie primitivement diaphragmatique.

La percussion révèle une matité absolue en avant et en arrière dans tout le côté gauche. Malgré cela, le souffle pleurétique s'entend partout, aussi bien en bas qu'en haut et le cœur n'est que légèrement déplacé.

Il est donc rationnel de conclure à l'existence d'une pleurésie en lame, sans refoulement du poumon; et la dyspnée peut être attribuée bien plus à l'irritation de la plèvre diaphragmatique et à la congestion pulmonaire concomitante qu'à l'abondance de l'épanchement.

Néanmoins, la thoracentèse est jugée utile pour soulager la malade. La ponction donne issue à 600 gr. seulement d'un liquide séro-fibrineux.

Après la ponction, l'auscultation révèle la disparition du souffle avec retour du murmure respiratoire, quoique affaibli dans toute la hauteur du poumon gauche; il s'agissait donc bien d'un épanchement lamelliforme.

A partir de ce moment, la malade est soulagée, la douleur de l'hypochondre gauche et la dyspnée disparaissent. Mais la fièvre persiste avec les mêmes variations régulières, et l'épanchement se reforme quoique moins abondant et respectant la région antérieure du poumon où l'on trouve un bruit skodique franc.

Après trois semaines environ, l'état restant stationnaire, malgré l'application de vésicatoires, une nouvelle thoracentèse est essayée sans succès. L'aiguille ne pénètre que difficilement dans des tissus épais et indurés, et la première inspiration donne quelques gouttelettes de pus, puis, en dépit de plusieurs tentatives nouvelles, il ne sort que du sang. Malgré ce résultat presque négatif, une amélioration notable se manifeste à partir de cette époque.

La fièvre tombe, l'appétit renaît et seuls les signes physiques persistent, consistant surtout en une matité absolue avec faiblesse respiratoire dans toute la hauteur du poumon gauche en arrière. La malade quitte bientôt l'hôpital, guérie en apparence, mais vraisemblablement atteinte d'une pleurésie chronique avec coque fibreuse épaisse autour du poumon.

Observation VI

Thèse de GAILLARD.

Fièvre typhoïde. — Pleurésie gauche. — Autopsie.

Brouill..... (Albert), âgé de 25 ans, entre à l'hôpital, le 30 décembre. En 1874, il a une dysenterie qui a duré un mois. Bien portant depuis cette époque, lorsqu'il y a quelques jours, il se sentit devenir faible. En même temps, il eut de la fièvre, une céphalalgie violente, pas d'appétit et de la diarrhée.

État actuel. — La langue est blanche, le ventre n'est pas ballonné. Il n'a rien aux poumons, il se plaint de bourdonnements dans les oreilles; dans les urines on trouve de l'albumine rétractile en grande quantité. Temp., 38°,7.

1er janvier. Langue blanche. Le ventre est très faible. Céphallalgie, bourdonnements d'oreille, diarrhée, le ventre est ballonné et on y trouve quelques taches rosées lenticulaires. On prescrit le sulfate de quinine, 1 gr.

Les jours suivants l'état général reste le même; il est toujours très faible, la langue est blanche; sur le ventre les taches rosées lenticulaires sont nombreuses. Cet état pénètre jusqu'au 15 sans changement notable.

A cette époque le malade a de petits frissons; à l'auscultation, on ne trouve rien d'anormal, la langue est toujours blanche, la faiblesse toujours très grande et la diarrhée persiste.

Le 17. Mêmes symptômes à l'auscultation, on trouve une submatité à la base du poumon droit et des frottements dans toute la hauteur du poumon du même côté. On prescrit un vésicatoire. Le soir 39°,6.

Le 19. On constate des frottements à la base du poumon gauche; ils paraissent augmentés à droite, le malade est très abattu, la langue est sèche il y a encore des taches rosées sur le ventre. 38°,9.

Les frottements se localisent à gauche et disparaissent complètement à droite.

Le 25. La matité augmente à gauche et s'étend à toute la base du poumon. La respiration s'entend de moins en moins, les vibrations thoraciques sont diminuées, la voix haute est chevrotante et la voix basse articulée. En même temps on constate toujours des gargouillements dans la fosse iliaque droite, la faiblesse du malade est toujours la même ; on trouve encore sur l'abdomen des taches rosées lenticulaires ; ces derniers phénomènes ne tardent pas à devenir plus graves ; il se forme des eschares au sacrum.

8 février. Le malade a des frissons ; à l'auscultation on trouve toujours le même état, l'égophonie a disparu, la matité existe toujours. La diarrhée n'a pas cessé. Il se forme un abcès au devant de la gorge et une excavation au coude. Délire pendant la nuit.

La malade meurt la journée suivante ; l'abcès du cou s'étant ouvert le matin.

Autopsie. — Les plèvres présentent de nombreuses adhérences avec la paroi thoracique, elles contiennent à peu près deux litres de sérosité. Les 2 poumons sont légèrement congestionnés à leur base. Au sommet gauche quelques tubercules dans leur période d'évolution. Au sommet droit, on trouve un tubercule ayant subi la transformation calcaire.

Cœur normal. Dans l'intestin grêle, on constate des plaques de Peyer complètement cicatrisées.

Le foie et la rate sont sains, cette dernière plus volumineuse pèse 300 grammes.

Les reins présentent des flots de dégénérescence graisseuse.

OBSERVATION VII

PETER. *Clinique médicale*, t. I, p. 545 et 549. Paris, 1872.

Pleurésie latente découverte chez un convalescent de fièvre typhoïde. — Thoracentèse. — Guérison.

X..., 23 ans, maçon. Enfance délicate. A Paris depuis 7 ans, chétif et grêle. Entré à l'hôpital le 30 octobre.

Au début, l'affection est considérée comme une synoque, mais la céphalalgie, l'insomnie, la prostration des forces persistant, mais les troubles digestifs n'existant pas et la toux se mettant de la partie, on rectifia le diagnostic et l'on reconnut une fièvre typhoïde qui, d'ailleurs, fut bénigne. Exeat le 21 décembre.

Entré à l'asile de convalescence de Vincennes. C'est dans la convalescence de celle-ci que le malade s'aperçut qu'il lui devenait impossible de se coucher sur le côté droit sans être aussitôt suffoqué.

Rentré à l'hôpital dans le service du Prof. Peter, le 18 janvier.

A son entrée, la station debout, l'aspect et la marche du malade font immédiatement reconnaître l'existence d'un épanchement dans la plèvre gauche. Décubitus forcé à gauche, impossible à droite, sous peine de suffocation.

Matité absolue de tout le côté gauche de la poitrine, excepté sous la clavicule où l'on perçoit le son skodique. Abolition du murmure respiratoire en avant comme en arrière. En arrière et en haut, souffle sans égophonie. Cœur dévié. La pointe bat sous le mamelon droit. Appétit conservé ; digestions difficiles. T. normale. P. 120.

Le 21 janvier, thoracentèse avec l'appareil de Potain. Ponction dans le 9e espace intercostal donne issue, en 20 minutes, à 3 litres d'un liquide citrin, limpide, mousseux, très albumineux

et non fibrineux. Le patient ne toussa que vers la fin de l'opération.

Le cœur revient à sa place. Le poumon se déplisse. On entend revenir le murmure respiratoire aux points qu'abandonne
le liquide. Soulagement immédiat.

Le 22. Le malade a dormi et a pu se coucher impunément sur
le côté droit. La respiration s'entend jusqu'en bas, mêlée de
frottements ; râles. Légère submatité. P. 111 à 120. T. normale.
Toniques.

L'épanchement ne s'est pas reproduit.

Observation VIII

La Saigne. *Loc. cit.*

*Pleurésie droite avec épanchement séreux, considérable surve-
nue au neuvième jour d'une fièvre typhoïde.— Guérison.*

P.., domestique, 17 ans, entre le 21 avril 1878 au n° 9 de la
1re salle des femmes fiévreuses (service de M. Gignoux).

A eu la rougeole dans son enfance, n'a pas eu la variole ni la
fièvre typhoïde. Est domestique dans une maison où le travail
excède ses forces. Menstruation irrégulière. Depuis 15 jours,
céphalalgie presque continuelle, mais surtout très forte le soir.
N'a pas cessé son travail, mais le soir prenait de la fièvre, et
passait de mauvaises nuits. Épistaxis il y a 8 jours.

Actuellement, la malade est sans forces, vertiges, pas de
bourdonnements d'oreille, anorexie, soif vive, langue sèche et
brune à la base et sur le dos, rouge à la pointe et sur les bords.

Le ventre n'est pas ballonné ni douloureux spontanément,
mais la pression fait naître de la douleur, vive surtout dans la
fosse iliaque droite. Pas de taches rosées, pas de toux, rien aux
poumons ni au cœur.

21 avril, au soir T. A. 39°.

Le 22. Même état, toujours pas de taches rosées. T. matin, 38°; soir, 39°.3.

Le 23. Quelques taches rosées sur les parties latérales de l'abdomen. T. matin, 38°,5; soir, 39°,6.

Le 24. Matin, 38°,7; soir, 39°,8.

Le 25. La malade se plaint de toux et d'oppression, pas de point de côté, submatité à la base droite, diminution des vibrations thoraciques, affaiblissement notable de la respiration, pas de râles ni de souffle. T. matin, 39°,6; soir 40°.

26 et 27. Face cyanosée, oppression; matité de tout le côté droit se déplaçant avec les mouvements du malade. Abolition des vibrations thoraciques et de la respiration; on n'entend qu'un souffle doux, égophonie. T. matin, 39°,6 ; soir, 40°.

1er mai. Les jours précédents la température n'a pas varié. Aujourd'hui, l'oppression a disparu, mais la malade accuse un point très douloureux à droite et en dehors du mamelon. Toux modérée, mêmes signes stéthoscopiques. T. matin, 39°,4 ; soir 40°.

Les signes abdominaux sont les mêmes, un peu d'hébétude; vésicatoires volants.

Le 3. L'épanchement se résorbe, la matité est moins étendue La respiration s'étend dans les parties supérieures du poumon droit. Le point de côté a disparu, pas de toux, pas d'expectoration. L'état général est le même. T. du 2 et du 3, matin, 39°,5; soir, 40°.

Du 5 au 10. La température s'est graduellement abaissée jusqu'à 38°,7, le soir et 38°,5, le matin. L'épanchement s'est résorbé en grande partie. La matité et le souffle ne persistent plus que jusqu'au niveau de la pointe de l'omoplate. Les symptômes généraux se sont amendés. Les nuits sont meilleures, la langue s'est dépouillée, l'appétit revient.

Du 10 au 20. Retour de la température à l'état normal. A la date du 13, plus rien à l'auscultation. Les symptômes généraux ont disparu.

Le 25. La malade se lève.

12 juin. Elle part guérie, ne présentant plus qu'un peu de submatité, et quelques frottements à la base droite. Elle ne tousse pas, a repris ses forces et son embonpoint.

Sur notre demande, cette malade nous écrivait à la date du 8 janvier qu'elle ne toussait plus, que l'oppression et les points douloureux avaient disparu, qu'elle avait repris ses forces et son appétit immédiatement après sa sortie de l'hôpital.

OBSERVATION IX

MAURICE RAYNAUD

Pleurésie séreuse ; convalescence ; fièvre typhoïde intercurrente ; passage à la purulence de la pleurésie ; fistule pleuro-bronchique.

Tr..., Florentin, salle Saint-Landry, n° 25. Entré le 22 septembre 1876. A eu, un mois avant d'entrer, un refroidissement. Il fut traité pour une affection aiguë des voies respiratoires, caractérisée par de la fièvre, une petite toux sèche, et qui nécessita l'application d'un vésicatoire. Affirme ne jamais avoir eu de point de côté ni de crachats rouillés.

Quoi qu'il en soit, il était presque guéri, lorsque, vers le 15, il fut repris de fièvre vive avec accablement, prostration, ce qui l'engagea à se présenter à l'hôpital.

A son entrée, nous constatons les signes non équivoques d'une fièvre typhoïde : diarrhée très prononcée avec ballonnement du ventre, facies tout spécial, un délire doux et tranquille alternant avec de la stupeur. Il n'y avait pas d'agitation notable, et en pressant un peu le malade, on parvenait à fixer son attention. Un peu de surdité. Pas de taches rosées, mais éruption de quelques taches ombrées.

Du côté droit de la poitrine on trouvait les signes suivants : souffle et égophonie vers la partie moyenne ; cette même partie était surmontée par une zone sonore, et la sonorité reparaissait si l'on percutait plus bas. Nous avions donc affaire à un épanchement limité par des adhérences costo-pulmonaires, plus probablement renfermé entre deux lobes du poumon.

Purgatifs ; toniques. La fièvre suit son cours régulier.

Vers le 5 octobre, les phénomènes typhoïdes s'amendèrent, il ne resta plus qu'une fièvre moyenne (38°,6 le soir, 37°,8 environ le matin) et un peu de délire le soir.

Les jours suivants, le malade pâlit, maigrit, ne reprit pas d'appétit. Apparition de la dyspnée, persistance de la fièvre vespérale. A la percussion et à l'auscultation les signes de l'épanchement continuent à se montrer, mais pas de pectoriloquie aphone.

Les jours suivants, accroissement de la dyspnée.

Le 27. On retire par la thoracentèse un litre environ d'un pus crémeux, bien lié. Amélioration immédiate, évidente. La température tombe à 37°, pour se maintenir, les jours suivants entre 37° et 38°.

Les jours suivants, expectoration abondante, spumeuse d'abord puis purulente ; elle est considérable et se fait par un flot quand le malade vient à se coucher sur le côté gauche. Signes de perforation pulmonaire, souffle amphorique, gargouillement au niveau de l'espace interlobaire supérieur.

Le diagnostic porté à ce moment fut : pleurésie interlobaire avec fistule pleuro-bronchique. Il y avait une poche à parois très épaisses au centre de la partie supérieure du poumon droit poche qui se vidait par les bronches, mais mal.

On constate en même temps quelques craquements au sommet gauche. Expectoration.

Vers le 27 novembre, la fièvre et la dyspnée ayant reparu, on fait une seconde thoracentèse qui donne issue à près de deux litres de pus. Mieux très-accentué. Le malade reprend de l'entrain, de l'appétit ; disparition de la fièvre. L'expectoration purulente qui, il y a quelques jours, était encore de 750 grammes par jour, a complètement cessé.

9 décembre. L'expectoration n'a pas encore reparu.

La phtisie prend ensuite une marche rapide et emporte le malade.

Autopsie le 5 janvier 1877.

Intestin grêle. — La muqueuse est le siège d'une arborisation vasculaire des plus remarquables ; sur la dernière partie de l'iléon, on rencontre, sur son bord libre, plusieurs plaques rouges allongées dans le sens de l'axe intestinal, n'ayant pas cet aspect de barbe fraîchement faite qui appartient à la plaque de Peyer normale. Elles se caractérisent encore par une grande transparence de l'intestin à leur niveau, transparence qui tranche sur les parties voisines plus opaques. Près du cœcum, on rencontre deux plaques arrondies dont la muqueuse n'est pas encore cicatrisée.

Organes respiratoires. — A gauche, granulations tuberculeuses au sommet et dans l'espace interlobaire gauche (ces dernières plus récentes). Sur le poumon droit, on découvre aussi quelques granulations tuberculeuses ; mais pour le poumon droit, comme pour le poumon gauche, il s'agit d'une tuberculisation récente, secondaire à la pleurésie.

A droite, dans une partie enkystée de la plèvre, se trouve une vaste collection purulente. Cette pleurésie est interlobaire ; des fausses membranes la localisent à la partie latérale et postérieure de la cavité pleurale, en la bridant aussi en haut et en bas.

OBSERVATION X
MANNY, *Loc. cit.*

Pleurésie séreuse en voie de guérison. — Fièvre typhoïde inter-currente, passage de la pleurésie à la purulence ; fistule pleuro-cutanée.

Auguste D..., 25 ans, conctracte, en mars 1864, une pleurésie gauche a frigore. Traité et guéri à l'hôpital de Saint-Malo, fut pris au bout d'un mois, de fièvre typhoïde qui dura deux mois et fut suivie d'une éruption de nombreux furoncles occupant le côté droit de la poitrine. A la fin de mai, il est convalescent et retourne dans son pays.

A ce moment il est pris spontanément, du côté gauche d'une douleur violente telle qu'il ne peut se servir de son bras. Il se forme une tumeur de la grosseur d'un œuf de pigeon, indolente et réductible. La peau s'amincit, rougit, s'ulcère et enfin s'ouvre d'elle-même, le 14 août, en donnant issue à 4 ou 5 litres de pus. La cicatrice est encore visible à un travers de main au-dessus du sein gauche.

Le 7 novembre, il entre à l'hôpital d'Amiens pendant une dizaine de jours. Il est réformé du service militaire, et le certificat délivré par les Drs Jones et Alexandre est ainsi conçu : certificat de réforme pour pleurésie chronique avec suppuration de la plèvre du côté gauche, ulcère fistuleux des parois de la poitrine avec suppuration intarissable, dépérissement général.

Il continue à tousser et reste à la campagne jusqu'au mois de février 1865, époque à laquelle il vient à Paris. Un second abcès se forme au-dessous du premier et fournit chaque jour une certaine quantité de pus. Le malade travaille néanmoins pendant deux mois.

En décembre, il entre à l'Hôtel-Dieu, dans le service de M. Laugier, il y reste sept mois ; sous l'influence du repos, de l'alimentation et des injections iodées dans la cavité pleurale il reprend des forces, puis va passer quinze jours à l'asile des convalescents de Vincennes. Le 30 juillet 1866, il entre à l'hôpital de la Pitié, dans le service de M. Marotte qui le soumet aux toniques et aux injections iodées.

Vers le 25 août, perte de l'appétit, vomissemsnts alimentaires, pas de frissons ni de sueurs, gêne de la respiration telle qu'il est obligé de rester sur son séant pour ne pas suffoquer. M. Gosselin appelé en consultation se décide à donner au pus une libre issue par le drainage.

Le 8 septembre, incision au niveau du cinquième espace intercostal à 7 cent. de la colonne vertébrale ; on passe un drain qui va ressortir par l'orifice antérieur. Il s'écoule une grande quantité de pus infect par cette ouverture. Injections iodées toniques, amélioration rapide.

2 octobre. Le malade est déjà en bon état : le côté gauche de la poitrine s'est sensiblement rétracté. Matité absolue dans toute l'étendue, bruit de souffle amphorique. En faisant retourner le malade on entend quelques gros râles et on fait sortir de l'air et un peu de liquide par la plaie antérieure. Rien à droite.

Le 12. L'amélioration se continue, l'embonpoint est revenu. Quelques jours après, on remplace les injections iodées par la liqueur de Labarraque étendue d'eau. On retire le drain le 1er décembre, et le malade sort de l'hôpital le 1er janvier.

Le malade, qui a été revu à la fin de janvier, présente une grande déformation thoracique à gauche, où l'on entend le murmure vésiculaire mais moins marqué qu'à droite. Il existe encore une certaine matité, mais elle n'est pas absolue ; on perçoit du son pulmonaire ; le doigt qui percute éprouve une sensation élastique. État général parfait.

OBSERVATION XI

Thèse de GAILLARD.

Fièvre typhoïde. — Pleurésie sèche. — Guérison.

Fressel, garçon boucher, entre à l'hôpital de la Pitié, dans le service de M. le Prof. Lasègue, le 27 octobre 1882. Pas d'antécédents. Bonne santé habituelle. Malade depuis dix jours. Début brusque. Frisson, fièvre, courbature, anorexie, céphalalgie, diarrhée.

Actuellement, le 27 octobre, on constate une céphalalgie intense, la langue est blanche le ventre ballonné, douleur dans la fosse iliaque à la percussion, mais pas de gargouillements. Taches rosées sur le ventre ; rien d'anormal aux poumons et au cœur. Temp : 39°,4, le matin ; le soir, 40°,2.

Mêmes symptômes jusqu'au 1er novembre. A cette époque on constate des sueurs abondantes. Diarrhée, douleur violente du côté gauche. Temp : 38°,7. La douleur disparaît les jours suivants pour reparaître plus violente.

Le 10. Le malade n'a plus de diarrhée, les taches rosées ont disparu. Temp : 38°,1.

Le 12. La douleur de côté persiste. Quelques légers frottements à la base gauche. Pas de matité. Temp. : 38°,2.

Le 20. Mêmes symptômes. La douleur de côté diminue. Temp. : 38°.

Le 15. Le point de côté a beaucoup diminué, mais les frottements s'entendent bien mieux à la base du poumon gauche; l'expansion vésiculaire est diminuée. Rien aux poumons. Temp. : 38°,3.

Le 22. La température monte à 39°; apparition de nouvelles taches rosées.

Le 24. L'état général redevient meilleur. Temp. : 38°.

Le 26. Encore quelques taches rosées. Les frottements sont toujours aussi intenses à la base du poumon gauche. Temp. : 37°,9.

Le 30. L'état général est satisfaisant. Les frottements persistent. Temp. : 37°,9.

A partir de ce moment le malade va mieux, la température se maintient entre 36°,5 et 37°,5; cependant le 6 novembre la douleur du côté gauche reparaît. On entend toujours les frottements. Temp. : 37°,3.

10 novembre. Le malade va mieux; il ne se plaint plus de son côté. Les frottements semblent plus légers.

Le 13. Le malade se plaint de nouveau de sa douleur de côté; on entend toujours les frottements.

Enfin le 16, la douleur a disparu, les frottements ne s'enten, dent pour ainsi dire plus, et le malade sort dans un état satisfaisant.

CHAPITRE III

Pleurésies hémorrhagiques et pleurésies purulentes.

Au point de vue pathogénique, l'épanchement hémorrhagique des plèvres comprend deux variétés. Dans la première, l'hémorrhagie pleurale appartient à la catégorie des hémorrhagies hémopathiques ou dyscrasiques, c'est-à-dire survenant par le fait d'une modification préalable de la crase sanguine.

Tels sont les épanchements sanglants des plèvres rencontrés aux autopsies des scorbutiques, ou des malades qui ont succombé à la variole hémorrhagique, à l'ictère grave, etc.

Nous n'avons pas connaissance de pleurésies hémorrhagiques de ce genre dans la fièvre typhoïde. Sans doute, la fièvre typhoïde est une maladie dyscrasiante. Mais on ne connaît guère la fièvre typhoïde hémorrhagique, comparable à la variole noire ou à la scarlatine hémorrhagique. Et de même qu'on ne voit la fièvre typhoïde donner lieu communément à du purpura ou à des hémorrhagies dans les parenchymes, de même il n'est pas dans ses habitudes de déterminer des épanchements hémorrhagiques dans les séreuses.

La seconde variété d'hémorrhagie pleurale est celle

qui tient à une lésion des vaisseaux de la plèvre, ou a une modification dans la tension sanguine. Ce sont des hémorrhagies mécaniques ou angiopathiques. A cette catégorie appartiennent la plupart des pleurésies sanglantes observées en clinique, qu'elles soient dues à la tuberculose, au cancer, ou à la pachypleurite. C'est également à cette catégorie qu'il faut vraisemblablement rattacher les nombreux cas d'épanchements sanguinolents de la plèvre qui ont été observés au cours de la dothiénentérie. Cependant si l'on parcourt les protocoles anatomiques des observations de pleurésie hémorrhagique liée à la fièvre typhoïde, on est frappé de ce fait que les lésions de la plèvre sont ordinairement médiocres ou nulles.

Aussi Louis n'hésitait-il pas à considérer la coloration rouge de l'épanchement comme un phénomèue agonique. Andral note expressément que « jamais les plèvres n'offraient d'autres altérations que l'épanchement lui-même »; il est tenté de croire à l'origine purement dyscrasique de ces épanchements, et il les compare au liquide qu'on trouve dans la plèvre des animaux à qui l'on a pratiqué dans les veines des injections de substances putrides.

Aujourd'hui, on se range volontiers à l'opinion exprimée par M. Dieulafoy, et l'on tend à considérer les épanchements de cette nature comme le premier stade d'une pleurésie purulente.

Nous avons déjà dit quelle est la fréquence de ces épanchements sanguinolents. Ajoutons, que dans la majorité des cas, le liquide est plutôt séro-sanguin que

franchement hémorrhagique, témoin l'observation suivante :

OBSERVATION XII
GAILLARD

Pleurésie avec épanchement sanguinolent. — Autopsie.

Victor, B... 28 ans, entre à Lariboisière le 22 novembre.
Il est atteint de fièvre typhoïde, depuis dix jours.

Le malade ne présente aucun des symptômes de pleurésie,
il tousse seulement un peu ; ce n'est que vers le dixième jour
après son entrée que l'on constate les premiers symptômes.

Point de côté, frottements bien marqués à gauche, matité
en arrière dans toute la base du poumon gauche, absence de
vibrations thoraciques, décubitus sur la région malade, etc.

AUTOPSIE. — Il s'échappe de la plèvre gauche à l'ouverture
du thorax près de deux litres d'un liquide rouge sanguinolent,
on trouve en outre des fausses membranes avec coques néo-
membraneuses. Il s'échappe aussi du liquide de la plèvre droite,
mais en petite quantité ; à la base on trouve des fausses membranes molles ; friables et d'un blanc jaunâtre.

La *pleurésie purulente* par sa fréquence et sa gravité
occupe le premier rang parmi les complications pleurales
de la fièvre typhoïde. Plus commune que la pleurésie
séreuse et que la pleurésie hémorrhagique, elle succède
souvent à la première, presque toujours à la seconde. Sur
450 observations de pleurésie simple, associée à la fièvre
typhoïde, La Saigne note 23 fois la transformation suppurative.

Quand elle n'est pas consécutive à une pleurésie d'au-

tre nature, elle survient d'emblée ou secondairement à
la lésion d'un organe voisin. C'est ainsi qu'on l'a vu éclater
à la suite de péritonite périhépatique (Prud'homme), à la
suite de périsplénite. Dans ces cas, il faut invoquer sans
doute les communications lymphatiques qui unissent le
péritoine à la plèvre par l'intermédiaire du centre phré-
nique du diaphragme. Aussi bien la pleurésie revêt-elle
souvent alors les allures de la pleurésie diaphragmatique
(Fernet. Art. Pleurésie du *Nouveau dict.*).

Il se passe là quelque chose de tout à fait comparable
à ces pleurésies diaphragmatiques que Laroyenne a mon-
trées presque constantes dans la péritonite aiguë généra-
lisée. S'il n'y a pas une origine abdominale à la pleurésie,
on trouve fréquemment un point de départ thoracique.

Potain (cité par Homolle) l'a observée secondairement
à la pneumonie et à la gangrène pulmonaire, au cours de
la fièvre typhoïde. Barot l'a vu succéder à un *phlegmon*
des parois thoraciques.

Enfin, dans l'observation suivante que nous extrayons
de la thèse d'Emmanuel Gaillard, elle paraissait postérieure à un infarctus pulmonaire, et sous sa dépendance.

OBSERVATION XIII

GAILLARD

*Pleurésie gauche purulente. — Infarctus pulmonaire.
Autopsie.*

Le nommé Coursolle entre à la Pitié chez M. le Prof. Lasègue pour une fièvre typhoïde.

Le malade après vingt jours de maladie, fièvre typhoïde à

forme adynamique, est pris des premiers symptômes d'une pleurésie gauche. Dans les huit jours qui suivent on trouve tous les signes de l'épanchement et tous très bien marqués, le cœur déplacé bat à droite du sternum. Thoracentèse qui donne une certaine quantité du pus non fétide.

AUTOPSIE. — La cavité pleurale contient un litre et demi d'un liquide séro-purulent. Poumon gauche congestionné à la partie inférieure de son bord postérieur, présente à son sommet deux infarctus saillants. A la loupe partie centrale molle, brunâtre. Le poumon droit congestionné présente une hépatisation complète de son lobe supérieur.

Quand la pleurésie purulente survient d'emblée, elle n'apparaît jamais qu'à la période de déclin de la maladie. Lailler a fait remarquer qu'elle pouvait coïncider alors avec des abcès multiples. Elle a en effet la même signification que ces abcès, et semble être constamment fonction d'une infection secondaire.

L'infection primitive de la fièvre typhoïde, causée par le bacille d'Eberth-Gaffky, ne paraît pas pouvoir à elle seule déterminer la pleurésie purulente.

Le *bacille typhique n'est pas un organisme pyogène.* Chaque fois que, au cours de la fièvre typhoïde, survient une suppuration (parotidite, abcès, etc.) on peut la mettre sur le compte des organismes ordinaires du pus, qui trouvent des portes d'entrée multiples, par le fait des ulcérations typhiques, et qui agissent sur un terrain appauvri.

Les recherches bactériologiques contemporaines ont montré que la pleurésie suppurative était due à des micro-organismes variés. C'est ainsi qu'on y a trouvé, associés ou isolés, les diverses variétés de staphylocoque pyogène (albus, aureus, citreus de Passet), le micrococcus tennis de Rosenbach, le streptocoque pyogène, etc.), en un mot tous les parasites ordinaires de la suppuration.

Toutefois il paraît résulter des recherches de Fränkel, de Netter que, dans la grande majorité des cas, la pleurésie purulente est liée à une infection streptococcique ou à l'infection pneumonique. A mesure qu'on examine un plus grand nombre de pleurésies purulentes au point de vue bactériologique, on est frappé de la fréquence de la suppuration pleurale liée au pneumocoque.

Ces pleurésies purulentes pneumococciques peuvent se montrer sans pneumonie antérieure; elles ont des caractères cliniques spéciaux qui ont été bien mis en relief par Netter.

Ce sont : leur bénignité relative, la fréuence des vomiques et du pneumothorax. Or si l'on parcourt les observations de pleurésie purulente liée à la fièvre typhoïde, que leurs auteurs ont relatées sans examen bactériologique, si l'on analyse les conditions de leur développement, si l'on suit l'évolution clinique de quelques-uns de ces faits, on est frappé de leur identité avec les faits récemment étudiés sous le nom de pleurésie purulente à pneumocoques.

Il nous paraît extrêmement probable qu'un assez grand nombre d'empyèmes curables, terminés par vomique et fistule pleuro-bronchique (La Saigne ne compte pas moins de neuf observations terminées par ce procédé) étaient des pleurésies à pneumocoques.

Nous n'avons connaissance que d'un seul fait où le bacille typhique ait été constaté dans le pus pleural. Il appartient à de Gennes qui l'a relaté dans la *France médicale* de 1886, dans les lignes suivantes :

OBSERVATION XIV

*Examen histologique de pus provenant d'une pleurésie puru-
lente consécutive à la fièvre typhoïde.*

Ce pus, recueilli dans un verre à expérience, a été laissé au repos pendant vingt quatre heures, afin que les germes qui pouvaient y être coutenus eussent le temps de se déposer au fond du vase. La recherche devient ainsi plus facile.

Nous avons recueilli un peu de ce pus avec une pipette, après avoir enlevé toute la partie supérieure du liquide de façon à ne prendre qu'une gouttelette du dépôt.

Nous avons alors étalé ce pus sur des lamelles que nous avons laissé dessécher à l'air libre ; puis après les avoir très légèrement passées à la flamme d'une lampe à alcool, nous avons immergé ces lamelles, les unes dans une solution aqueuse de bleu de méthylène, les autres dans du violet de méthylène en solution dans l'eau d'aniline.

Après un séjour de 24 heures dans le bain colorant, ces lamelles ont été lavées dans l'eau distillée, puis immergées dans la solution d'iodure de potassium iodée pendant quelques minutes. Nous avons alors décoloré ces lamelles par l'alcool absolu, puis après les avoir éclaircies par l'essence de girofle, nous les avons montées dans le baume sec. Ces lamelles, examinées à l'aide de l'objectif à immersion homogène 1/12, nous ont révélé la présence de divers micro-organismes.

D'abord on voit une quantité considérable de microcoques la plupart réunis deux à deux, microcoques qu'on rencontre dans presque toutes les suppurations. Mais, en outre, en cherchant attentivement, on voyait dans un certain nombre de préparations des bacilles allongés, de forme légèrement ellipsoïde, présentant un centre clair et deux extrémités assez fortement colorées. Ces bacilles répondent parfaitement à la description qu'ont donnée Eberth et après lui Artaud du bacille de la fièvre typhoïde.

Il ne nous a donc pas semblé douteux qu'il y eût dans ce pus provenant d'une pleurésie purulente des bacilles de la fièvre typhoïde. Mais il y avait d'autres microbes, des diplocoques, comme on en rencontre dans toute suppuration. Ces derniers organismes étaient en nombre bien plus considérable que les bacilles de la fièvre typhoïde. Par conséquent on ne saurait dire que la formation du pus a été causée par les bacilles typhiques. Il est bien plus probable que les micrococoques nombreux trouvés ont été la cause de l'épanchement purulent.

Mais faut-il pour cela enlever toute importance aux bacilles typhiques trouvés ? Assurément non. Ces bacilles sont les témoins irrécusables du processus typhique, et la raison de leur présence doit être cherchée dans la lésion pulmonaire de voisinage, celle-là, certainement causée par le bacille de la fièvre typhoïde. La pleurésie purulente a en effet été précédée d'une broncho-pneumonie.

S'il eût été possible d'examiner le tissu pulmonaire, on y eût sûrement trouvé le bacille typhique. A un moment donné il s'est fait une fistule pleuro-bronchique et il y a eu par conséquent communication entre le foyer typhique et la plèvre, et aussi avec l'air extérieur. Dès lors la présence des différents germes dans le pus de la plèvre s'explique parfaitement. Les microbes venus de l'air extérieur, les diplocoques, ont déterminé la suppuration, et la présence du bacille typhique s'explique par la communication de la plèvre avec le foyer broncho-pneumonique.

En un mot, les micrococoques ont été la cause de la suppuration et les bacilles typhyiques sont les témoins irrécusables du processus typhique du voisinage.

Nous ferons remarquer que les caractères morphologiques ne sont pas suffisants pour spécifier le bacille typhique. Pour affirmer sa présence, il aurait fallu établir des cultures. En tout cas, la présence simultanée des parasites ordinaires de la suppuration suffit pour enlever, dans le cas précédent, au bacille en navette toute signification pyogénique.

La connaissance des infections secondaires dans la fièvre typhoïde n'est pas une notion stérile au point de vue thérapeutique. Le professeur Cornil a démontré que la chute des eschares, dans la seconde période anatomique de la fièvre typhoïde, ouvre largement la porte aux micro-organismes qui pullulent dans l'intestin. Il n'est pas douteux non plus que des parasites arrivent au poumon et à la plèvre par la voie bronchique, au cours de la fièvre typhoïde (1).

D'où une double indication : celle de l'antisepsie intestinale et celle de l'antiseptie buccale.

Nous ne trouvons rien de particulier à signaler comme évolution clinique dans la variété spéciale de pleurésie purulente qui nous occupe, si ce n'est la fréquence des vomiques et de la fistule pleuro-bronchique.

Les observations suivantes montreront, mieux qu'une description, le mode d'apparition de cette complication, et ses suites.

(1) Voyez POLGUÈRE. *Des infections secondaires. Leurs localisations pulmonaires au cours de la fièvre typhoïde*. Th., Paris, 1888.

Observation XV

Thèse de Voyet, 1870.

*Pleurésie purulente survenue au déclin d'une fièvre typhoïde.
— Fistules pleuro-bronchique et pleuro-cutanée — Guérison.*

Eugène X..., 7 ans, entre le 2 novembre 1868, à l'hôpital des Enfants-Malades, salle Saint-Jean, lit n° 12, dans le service de M. Labric.

Depuis dix jours, douleurs de ventre, constipation, anorexie, puis diarrhée. A son entrée signes non douteux de fièvre typhoïde qui se passe du reste régulièrement. Il allait entrer en convalescence, quand le 24 novembre on constate une pneumonie du sommet droit.

Le 25, apparition de matité à la base du poumon gauche avec point de côté, et absence du murmure vésiculaire.

Les jours suivants la pneumonie entre en résolution et l'épanchement augmente; il remonte bientôt jusqu'au-dessous de l'omoplate.

Vers la fin de décembre, il se fait de ce côté une perforation pulmonaire, sans que le jeune malade rende du liquide par la bouche. On constate tous les signes de l'hydropneumothorax : matité à la partie inférieure, sonorité au-dessus du niveau du liquide, râles caverneux, tintement métallique, succussion hippocratique.

Le 1er janvier, les signes d'hydropneumothorax diminuént, mais la matité augmente, elle atteint la fosse sus-épineuse. En même temps on observe les signes suivants : amaigrissement, perte du sommeil, fièvre le soir, anorexie, respiration haletante, difficile et fréquente.

Le 24 janvier, apparition, au niveau du deuxième espace intercostal, au-dessus et en dedans du mamelon gauche, d'une tumeur fluctuante, réductible par la pression : elle communique manifestement avec la cavité pleurale. La matité est complète dans tout le côté gauche; le cœur est refoulé à droite.

Le 27, devant la menace d'ouverture spontanée, on pratique la thoracentèse et on retire 810 grammes d'un pus bien lié, crémeux, d'une teinte verdâtre, sans grumeaux. A la fin de l'opération quelques petits accès de toux. Le cœur revient à la position normale. On laisse une canule à demeure, puis on pratique le drainage et des injections iodées.

Le drain n'est enlevé que le 20 décembre ; l'écoulement est très peu abondant, et l'on note la présence de plusieurs vomiques. Au 30 décembre, tout écoulement a cessé par les fistules cutanées; en même temps amélioration de l'état général.

13 janvier 1870, l'enfant va aussi bien que possible; pas d'expectoration ; souffle amphorique dans la fosse sous-épineuse gauche. Poumon droit normal.

L'hydropneumothorax est survenu sans que la cause puisse en être précisée d'une manière certaine. Il n'existait aucune lésion organique qui permît de l'attribuer à un ramollissement de tubercules ; nous devons donc admettre une perforation pulmonaire simple. « Ces perforations, sans tubercules, dit M. Damaschino, sont rares ; elle n'en sont pas moins incontestables. »

Observation XVI

Maurice Raynaud

Fièvre typhoïde. — Pleurésie purulente survenue pendant la convalescence ; vomiques ; phénomènes cavitaires. — Guérison.

Guilllaumin (Jeanne-Marie), 17 ans, couturière ; entrée le 10 octobre 1876, salle Sainte-Mathilde, n° 5

Malade depuis 21 jours. A son entrée, fièvre, diarrhée, surdité complète, pas de taches, délire la nuit. T. 39°.

14 octobre. Commencement des bains froids qui sont conti-
nués jusqu'au 22 octobre.

Le 18. Souffle en arrière et à droite avec râles sous-crépi-
tants fins nombreux (40 ventouses).

Le 23. Râles très nombreux dans les deux côtés de la poitrine. Température presque normale, bon état général, appétit
très vif.

Le 24. A plusieurs reprises, contracture des extrémités.

5 novembre. Point de côté à droite très violent, frissons répétés. Le lendemain on constate des signes de pleurésie : souffle,
égophonie, matité. T. 38° (vésicatoire). Depuis ce jour les signes
de l'épanchement persistent.

Le 20. Série de petits frissons.

Le 29. Nouveau frisson (vésicatoires).

7 décembre. Elle a été prise d'un accès de suffocation, à la
suite duquel est survenue une forte expectoration purulente.

1er janvier 1877. La malade est considérablement amaigrie.

Le 14. A eu ces jours derniers quelques vomissements bilieux
de la diarrhée, quelques accès de dyspnée se terminant par le
vomissement d'un demi-crachoir de pus. Nuit sans sommeil.
A l'auscultation, le sommet droit semble transformé, en arrière
en une vaste caverne. La partie inférieure du poumon n'est pas
perméable à l'air ; expectoration purulente très abondante,
pénible et très douloureuse.

Le 18. L'expectoration a quelques stries de sang paraissant
venir du larynx. Mêmes signes stéthoscopiques que le 14 au
sommet droit. Contre la colonne vertébrale, à droite, on entend
le murmure respiratoire affaibli, et en dehors, on trouve un
souffle faible et de la pectoriloquie aphone, signes qui n'exis-
taient pas le 14.

A la percussion, en avant, il y a du bruit skodique jusqu'à
deux travers de doigt au-dessus du mamelon. On remue la
malade pour percevoir le bruit de flot, on l'entend très peu,

mais la malade est prise d'une quinte de toux très violente et vomit plutôt qu'elle ne crache des flots de pus ayant une odeur alcaline très prononcée.

Ces diverses investigations sont, du reste, difficilement supportées par la malade qui se met à pleurer à la seule idée de la percussion. La mensuration sous les seins donne 64 centim.

Le 20. On pratique la thoracentèse et l'on retire 750 gr. d'un pus louable et inodore. La malade, qui avait un peu de dyspnée avant l'opération, se trouve moins gênée pour respirer et passe une nuit tranquille.

Le 21. Elle crache un peu moins de pus mais tousse toujours un peu pendant le jour. Mensuration, 62,5.

Le 29. Mais le mieux n'est pas de longue durée et la malade est bientôt reprise de toux fatigante, plus fréquente le soir au moment où la fièvre la reprend. Elle n'a pas le moindre appétit.

A l'auscultation, on est très étonné d'entendre le murmure respiratoire dans tout le poumon droit ; la matité a presque complètement disparu. La fièvre existe toujours le soir ; ainsi, du 25 au 29, elle a eu succesivement 39°,4, 39°, 38°, 38°,5, 38°,5 ; le matin, la température restait normale.

30 janvier. En remuant la malade pour chercher à percevoir le bruit de flot, on provoque une quinte de toux suivie d'une véritable vomique ; le pus n'est pas expectoré ; mais il arrive avec force et sort par le nez aussi bien que par la bouche.

M. Raynaud veut favoriser cet écoulement et fait mettre la malade en travers de son lit et sur le ventre, de façon que la tête soit plus basse que le tronc qui, lui-même, a une position déclive.

La toux continue et le pus fait une véritable irruption, il coule continuellement ; tantôt il est liquide, tantôt une partie plus solide arrête le flot un instant. Le pus n'a pas la moindre odeur ; la quantité vomie représente un plein crachoir. La malade est très fatiguée, on la recouche. Elle a 120 pulsations. T. 38°.

4 février. On a laissé reposer la malade et l'on recommence

la même manœuvre qui est ensuite répétée tous les matins. La malade conserve sa position (qu'elle a, du reste, modifiée instinctivement pour la rendre moins fatigante) 5 ou 10 minutes, et rend ainsi plus d'un demi-crachoir de pus environ ; la quantité en diminue de jour en jour.

Le 24. La malade reprend des couleurs. Il ne s'écoule plus de pus ; la malade ne tousse plus, n'a plus de fièvre ; elle demande à manger, à se lever, ce qui lui est accordé le 26. Elle prend du vin de Bagnols et mange toute la journée.

Le 26. La respiration s'entend à droite mais un peu affaiblie ; au sommet, la respiration est un peu rude, très peu soufflante ; ce ne sont plus les symptômes graves du commencement de janvier. La mensuration donne 64 cent.

L'état général indique bien que ce n'est pas l'épanchement purulent qui s'est reformé, mais bien la malade qui engraisse.

13 mars. — Il y a toujours un peu de submatité à droite et un peu d'obscurité de la respiration. Au sommet droit, la respiration est normale. Les côtes droites sont un peu déprimées ; la poitrine est moins développée de ce côté. La mensuration donne 67 centimètres.

Part en très bon état pour le Vésinet le 16 mars.

CHAPITRE IV

Indications diagnostiques et pronostiques. Traitement.

La coexistence de la pleurésie et de la fièvre typhoïde prête à des considérations diagnostiques intéressantes.

Et d'abord, la pleurésie peut être méconnue. Nous avons vu que souvent les pleurésies séreuses qui naissent à la période d'état ou au décours de la fièvre typhoïde restent muettes dans leur expression clinique. Ces pleurésies veulent être cherchées. Mais, pour peu que le médecin soit consciencieux et ausculte régulièrement ses typhoïdiques, tout au plus méconnaîtra-t-il le début de la pleurésie.

L'erreur inverse peut être commise. La pleurésie peut se traduire par des symptômes bruyants, et voiler ceux d'une fièvre typhoïde légère. Rilliet rapporte une observation de typhus ambulatorius accompagné de pleurésie, où la constatation anatomique des lésions intestinales permit seule de faire le diagnostic rétrospectif de la fièvre typhoïde. Ce cas est évidemment exceptionnel.

Ce qui est plus ordinaire, c'est de confondre la pleurésie avec une phlegmasie pulmonaire. « Le diagnostic de la pleurésie dans la dothiénentérie, dit Gueneau de

Mussy, peut offrir quelques difficultés, dans les cas surtout où la splénisation du poumon détermine de l'obscurité du son thoracique et l'absence de bruit respiratoire. Mais dans la pleurésie le plus souvent on trouve du souffle aigu à la partie supérieure de l'épanchement on peut même quelquefois entendre de l'égophonie et de la pectoriloquie aphonique quand l'état du malade permet ce genre d'exploration. En outre, la matité a généralement un caractère absolu ; cette résistance au doigt, déjà signalée par Corvisart, et sur laquelle avec raison a tant insisté Piorry, qu'on ne trouve pas dans la congestion. D'ailleurs, souvent dans celle-ci la respiration n'est qu'affaiblie et reste superficielle. Souvent quelques râles, faisant explosion sous l'oreille, indiquent qu'il n'y a entre la plèvre et le poumon aucun intermédiaire.

La coïncidence de la pleurésie avec la bronchíte peut exposer à un autre genre d'erreur ; comme dans l'hépatisation compliquée de catarrhe, les râles muqueux quand ils existent, peuvent prendre un caractère éclatant métallique, gargouillant, cavernuleux.

Il faut être prévenu de cette circonstance pour ne pas attribuer à une induration du poumon, ce qui est dû à une complication pleurétique.

Un autre point encore assez délicat, et qui m'a fait hésiter plusieurs fois dans des pleurésies dothiénentériques, c'est la distinction de certains râles bronchiques demi-secs, demi-muqueux, avec les frottements crépitants qu'on observe assez souvent au début ou dans la résolution des épanchements pleurétiques. Leur existence dans les deux temps de la respiration n'a pas une valeur absolue, car on peut l'observer dans les râles bronchiques.

Leur superficialité qui imprime à la paroi thoracique des vibrations plus prononcées, et surtout leur persistance qui résiste à la toux, leur fixité dans le même point avec les mêmes caractères pendant plusieurs jours détermineront le diagnostic dans les cas douteux.

Une éventualité qui peut se produire est la suivante : un malade présente à la fois des phénomènes typhoïdes et une pleurésie. Les symptômes thoraciques sont prédominants. On diagnostique une tuberculose aiguë, avec pleurésie tuberculeuse.

Nous ne referons pas le tableau clinique comparatif de la fièvre typhoïde et de la granulie. Mais nous rappellerons deux signes qui ont, croyons-nous, une importance décisive. Le premier est la présence de taches rosées lenticulaires. Nous savons bien que quelques auteurs prétendent que ces taches se montrent quelquefois au cours de la tuberculose miliaire aiguë et que, par contre, elles peuvent faire défaut dans la fièvre typhoïde. Mais ces exceptions sont vraiment bien rares.

Nous avons entendu notre maître, M. Bucquoy, dont l'expérience clinique est si étendue, déclarer qu'il n'avait jamais observé de fièvre typhoïde sans taches. Il faut rechercher l'exanthème, non seulement sur l'abdomen et à la partie inférieure du thorax, mais encore dans le dos et sur les lombes. La constatation d'une seule tache bien nette doit suffire à faire pencher le diagnostic vers la fièvre typhoïde.

La seconde considération est tirée de l'examen de la courbe thermique. Le tracé cyclique de la fièvre typhoïde n'est jamais régulièrement reproduit par la fièvre tuberculeuse aiguë. Le type inverse de la température, s'il était observé, lèverait tous les doutes. On n'oubliera pas cependant que M. le Prof. Jaccoud a décrit récemment une fièvre typhoïde à type inverse (*Cliniques de la Pitié*).

L'évaluation des risques que fait courir au malade l'invasion intercurrente d'une pleurésie est soumise à des considérations multiples.

Si la pleurésie survient de bonne heure, dans le premier septénaire ou à la période d'état, elle doit être envisagée comme une manifestation morbide sérieuse, mais le plus fréquemment curable. Au contraire la pleurésie du décours ou de la convalescence affecte presque toujours des allures traînantes et se fait remarquer par une grande tendance à la suppuration.

Il faut évidemment faire la part de l'état général du malade, de la cause immédiate de la pleurésie, et tenir compte surtout dans le pronostic de la nature du liquide épanché.

Au cas où l'on aurait reconnu une pleurésie purulente, il y aurait intérêt, au point de vue du pronostic, de pratiquer l'examen bactériologique du liquide, les pleurésies purulentes dues au pneumocoque ayant une issue plus souvent favorable que celles liées à un autre agent d'infection secondaire, le streptocoque pyogène par exemple.

Rappelons que la terminaison par vomique ne doit pas être redoutée, puisque sur dix observations avec perforation de la plèvre, la guérison est survenue sept fois.

La pleurésie de la fièvre typhoïde survenant communément quand elle est séreuse à la suite d'un refroidissement, et, quand elle est purulente, par le fait d'une infection secondaire, on peut s'opposer dans une certaine
mesure à sa production par un ensemble de précautions
hygiéniques et par des pratiques d'antisepsie rigoureuse-
ment poursuivies pendant toute la durée de la maladie.

Que si une pleurésie avec épanchement est reconnue,
il y aura grand intérêt, dans la majorité des cas, à évacuer
le liquide par l'aspiration. Les meilleures règles à suivre
pour le traitement de la pleurésie purulente, seraient,
croyons nous, les suivantes : Si le malade n'a pas achevé
sa fièvre typhoïde, évacuer simplement le pus par des
ponctions capillaires aspiratrices, et soutenir ses forces
par une médication tonique énergique. Dès que l'état
général le permettra, pratiquer la pleurotomie antisep-
tique sans lavages. Les épanchements purulents, dans ces
cas, sont en effet rarement fétides, et se comportent
comme des abcès chauds de la plèvre.

BIBLIOGRAPHIE

Barot. — Th., Paris, 1876.

Bitchive. — *Études sur la pleurésie infectieuse.* Th., Paris, 1884.

Bucquoy. — De la pleurésie dans la gangrène pulmonaire. *Bul. de la Soc. méd. des hôpitaux*, 1875.

Chantemesse et Widal. — Recherches sur le bacille typhique. (*Arch. de physiologie normale et pathologique*, 1887.

Chomel. — *Clinique médicale.* Paris, 1884.

Cornil et Babès. — *Les bactéries.*

Damaschino. — *De la pleurésie purulente.* Th. agrég., Paris, 1869.

De Gennes. — Examen histologique de pus provenant d'une pleurésie purulente consécutive à la fièvre typhoïde. *France médicale*, 1886, p. 28.

Féréol. — *Soc. méd. hôp.*, 1876.

Fernet et d'Heilly. — Art. Pleurésie, du *Nouveau Dict. de médecine et de chirurgie pratiques.*

Fiefeld. — *Boston med. and surg. Journ.*, 1873.

Fraentzel. — Art. Pleurésie du *Manuel de Ziemssen.*

Fränkel. — Société de médecine de Berlin, in *Semaine médicale*, 1887.

— *Congrès de médecine interne*, Wiesbaden, 1887.

Gaillard (Emmanuel). — *De la pleurésie dans le cours de la fièvre typhoïde.* Th., Paris, 1883.

Griesinger. — *Traité des maladies infectieuses.* 2e édit., trad. franc., 1868.

Gueneau de Mussy. — *Clinique médicale*, t. III.

Guillermet. — *Complications pulmonaires de la fièvre typhoïde.* Th., Paris, 1878.

Homolle. — Art. Fièvre typhoïde, du *Nouveau dict. de méd et de chirurg. pratiques.*

Homolle. — Des pleurésies et de leur traitement. Revue générale, in *Rev. des sc. médicales*, 1880.

Hutinel. — *Convalescence et rechutes de la fièvre typhoïde*, Th. agrég., Paris, 1883.

Kelsch et Vaillard. — Recherches sur les lésions anatomiques et la nature de la pleurésie, in *Arch. de physiol. normale et pathologique*, août 1886.

Lancereaux. — *Traité d'anatomie pathologique*, t. III.

La Saigne. — *Étude sur la pleurésie qui survient dans le cours ou pendant la convalescence de la fièvre typhoïde.* Th., Paris, 1879.

Leudet. — Recherches sur les hydropisies consécutives à la fièvre typhoïde. *Arch. gén. de méd.*, 1858.

Merklen. — Note sur la périsplénite et la pleurésie diaphragmatique dans la fièvre typhoïde *France médicale*, 1883.

Monneret et Fleury. — *Compendium de médecine pratique*, 1845.

Moutard-Martin (R.). — *Étude sur les pleurésies hémorrhagiques* Th., Paris, 1879.

Moutard-Martin. — *De la pleurésie purulente.* Paris, 1883.

Murchison. — 2ᵉ éd., 1873.

Netter. — De la pleurésie purulente à pneumocoques sans pneumonie. *Bull. Soc. anat.*, 1887.

Polguère. — *Des infections secondaires.* Th., Paris, 1888.

Raynaud. (M.) — *Bulletin de thérapeutique*, 1876.

G. Sée. — *Des maladies simples du poumon.*

Toupet. — Pneumotyphoïde. Revue générale, in *Gaz. des hôpitaux*, 1887.

Tweedie. — *Lectures on the distinctives characters, pathology and treatment of continued fevers.* 1862.

Weischelbaum. — Ueber die Etiologie der Acuten Lungen and Rippenfille Entzundungen. *Wiener med. Jahrbüscher*, 1886.

Widal. (V.). — Art. Pleurésie du *Dict. encyclopédique des sciences médicales.*

TABLE DES MATIÈRES

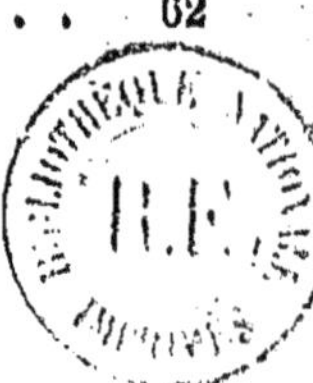

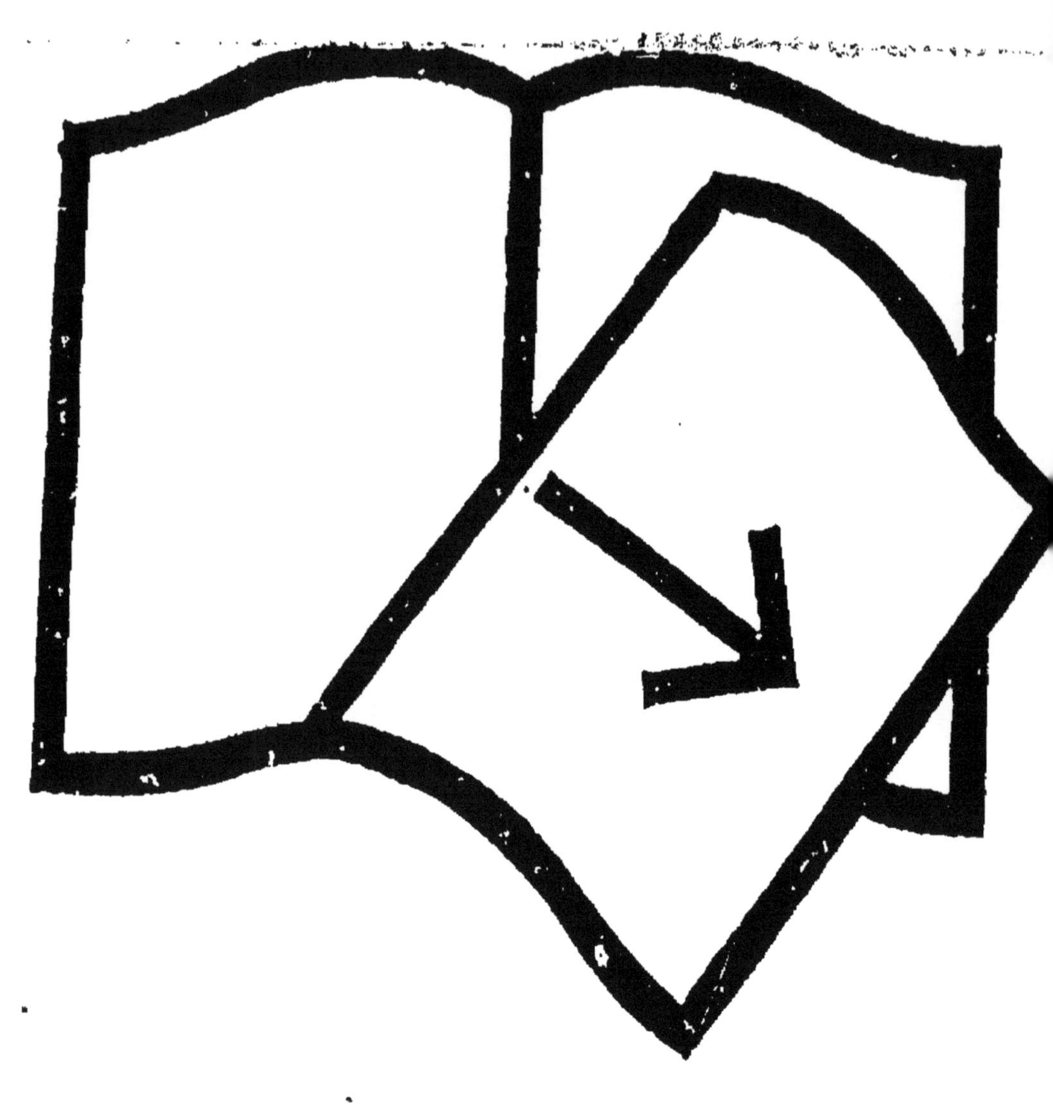

Documents manquants (pages, cahiers...)
NF Z 43-120-13

9 782013 596053